CONTRE-SENS

HYGIÉNIQUES

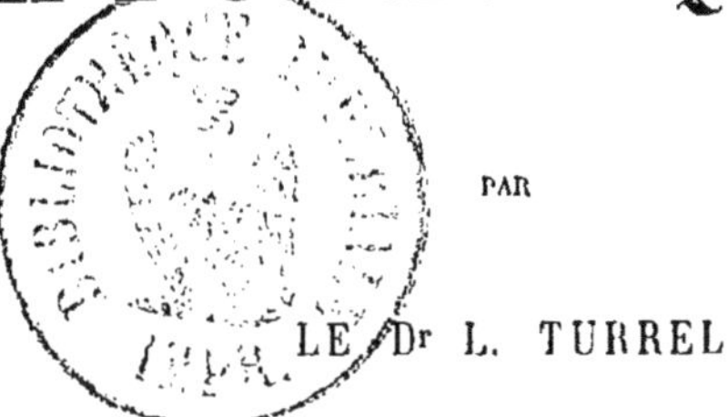

PAR

LE Dr L. TURREL

(Mémoire lu, le 26 janvier 1870, dans la Séance publique de la Société académique du Var)

TOULON
TYP. J. LAURENT, RUE ROYALE, 49

1870

CONTRE-SENS HYGIÉNIQUES

Les philosophes et les moralistes ont étudié et décrit les maux occasionnés par l'ignorance. On s'en est préoccupé beaucoup, depuis l'ère moderne, surtout au point de vue social ; le législateur l'a considérée comme un danger public et tout nous porte à espérer que l'instruction sera bientôt, en France, comme elle l'est déjà en Allemagne, rendue complètement gratuite et légalement obligatoire. Ce serait là réaliser, nous en convenons, un immense progrès. Faire pénétrer la lumière dans les couches les plus réfractaires des groupes de citoyens, répandre au moins l'instruction primaire chez les ouvriers ruraux, moins à portée de l'instituteur que les ouvriers des villes, c'est bien. Mais n'oublions pas que ce n'est là qu'un moyen d'instruction mis à la portée des pauvres et des insouciants : que la lecture, l'écriture, les éléments de calcul, ne sont qu'un instrument de travail intellectuel, et qu'il convient de ne laisser cet instrument ni oisif ni mal employé.

Nous n'avons pas la prétention d'aborder ce difficile et intéressant problème. Limitant notre compétence, nous voulons montrer que, même chez ceux qui possèdent l'instruction primaire, et aussi chez les privilégiés qui ont franchi les degrés de l'enseignement supérieur, il subsiste bien des préjugés qui touchent à leurs intérêts les plus immédiats, les plus personnels. Notre devoir de médecin est de signaler les dangers de l'ignorance en matière d'hygiène. Ce sera rendre encore un signalé service à la cause de l'instruction, que de mettre à la portée des gens du monde, des idées qui devraient leur être familières, et que cependant peu d'entr'eux n'acquièrent qu'exceptionnellement.

Il serait, à notre avis, indispensable de mettre entre les mains des enfants, dans les livres élémentaires qui servent à leur apprendre la lecture, des notions précises sur l'hygiène publique et privée. Il existe quelques bons écrits sur les premières connaissances scientifiques, que des instituteurs intelligents savent adopter pour leurs classes ; mais ces explications semblent redouter de s'étendre aux choses de la vie usuelle, où cependant, le bien qu'elles feraient serait considérable. Nous ne voulons pour le démontrer, aborder aujourd'hui que les considérations ayant trait à des sujets bien circonscrits que nous ne pouvons même pas étudier dans toutes leurs parties. Nous nous occuperons au point de vue de l'hygiène de la fonction de la respiration, et de la première nourriture de l'enfant.

La respiration est l'acte par lequel l'air est mis en contact avec le sang, auquel il communique des propriétés particulières pour l'entretien de la vie. La science a démontré que l'atmosphère composée dans certaines proportions, d'oxigène 21 0/0, d'azote 79 0/0, et des traces d'acide carbonique, offrait aux poumons des animaux terrestres, les proportions les mieux combinées pour les besoins de la revivification du sang. L'air qui entre dans la poitrine, n'a plus les mêmes propriétés que celui qui en sort : il a laissé dans la trame organique, un peu d'oxigène, il a acquis un peu d'acide carbonique et de vapeur d'eau. Donc, si la respiration s'exerce dans un espace limité, où l'air ne se renouvelle pas d'une manière suffisante, la conséquence naturelle en sera que, peu à peu, l'oxygène y sera remplacé par de l'acide carbonique, et il se manifestera, pour l'être vivant, plongé dans cette atmosphère de plus en plus insalubre, des phénomènes croissants d'asphyxie.

De là, le précepte de donner aux appartements, des dimensions proportionnées au nombre des personnes qui devront s'y réunir ; de là, les prescriptions de la science de l'hygiène, pour les édifices publics, les églises, les théâtres, les écoles, où chaque personne doit avoir à sa disposition pour respirer, un certain nombre de mètres cubes d'air.

Indispensable pour les personnes en état de santé, sous peine de maladies graves, dont les plus formidables sont connues sous le nom de typhoïdes, ce renouvellement de l'air est plus impérieusement exigé encore pour les malades.

Or, il n'est aucun de mes confrères du corps médical, qui n'ait eu l'odorat désagréablement frappé, en entrant dans la chambre des malades qu'il est appelé à visiter. Les portes, les fenêtres sont hermétiquement closes, de crainte d'un refroidissement. Pour peu que le patient tousse, pour peu qu'il ait une de ces fièvres éruptives, connues sous le nom de rougeole, de scarlatine, les parents, même appartenant aux classes dites éclairées, le condamnent à la torture de l'étuve et aux dangers de l'asphyxie. Mon premier soin est de faire ouvrir largement les fenêtres, et de protester ainsi autoritairement, avant de démontrer la convenance de ma prescription, contre une pratique aussi dangereuse pour le malade que pour son entourage. C'est en effet dans ces conditions que les maladies se propagent, et le public ignorant, qualifie de contagion, c'est-à-dire de développement par le contact, ce qui n'est qu'un fait d'infection, c'est-à-dire d'empoisonnement par l'intermédiaire d'un air vicié.

Lorsque l'enfant vient au monde, l'un de ses plus urgents

besoins est celui de l'air respirable. Il dépense peu, par conséquent sa respiration est moins active que celle de l'enfant qui agit, court et se livre aux jeux de sa nature pétulante. Mais il a besoin d'un air pur, car l'acide carbonique a pour effet de congestionner le cerveau. Or, si l'on donne à respirer à l'enfant un air saturé d'acide carbonique, on le prédispose aux fièvres cérébrales, et nul n'ignore le danger de ces redoutables maladies de la première enfance. Eh bien, consultez vos souvenirs, et rappelez-vous comment sont traités les enfants, presque toute la journée, au point de vue de la respiration. Couchées dans leur berceau, les pauvres créatures sont soigneusement protégées contre l'air vivificateur, par d'épaisses couvertures qui les enveloppent hermétiquement, de sorte que, si déjà l'air de l'appartement est vicié par le défaut de renouvellement, résultant de la clôture permanente des fenêtres, l'air du berceau est vicié à la seconde puissance, par l'occlusion des couvertures sous lesquelles s'accumulent dangereusement, et l'acide carbonique et les odeurs des déjections.

Qui de nous n'a eu à lutter contre ces pratiques monstrueuses, barbares, sources de maladies graves, mortelles, et causes de ce que les parents appellent la méchanceté des enfants?

Le pauvre petit être, en effet, n'a d'autre moyen de nous faire connaître ses besoins et ses souffrances que les cris. Une mère intelligente et douée de patience, finit presque toujours par trouver la cause de la *méchanceté*. Tantôt ce sont les langes qui sont sales, tantôt c'est le besoin du lait maternel, d'autres fois c'est un malaise résultant du maillotage. Mais presque jamais la mère ne se doute que la principale cause des cris de son cher enfant, est le manque d'air respirable. Elle le prend dans ses bras, il s'appaise; elle le remet au berceau, l'asphyxie de nouveau; il proteste par ses cris, — conclusion de la mère :

il est méchant, il est malicieux, il veut rester avec moi — conclusion logique : il a besoin d'air pur.

Non-seulement il y a pour l'enfant le danger d'un commencement d'asphyxie, de sommeils troublés, interrompus par le malaise, de menace de congestion cérébrale, par cette pratique insensée de couverture hermétique du berceau, mais d'autres accidents en sont la conséquence indirecte. La mère, pour appaiser les cris dont elle ne soupçonne pas la cause légitime, est tentée de le consoler en lui donnant le sein; l'enfant reçoit donc, coup sur coup, une nourriture qu'il n'a pas le temps de digérer. Il vomit ou a des indigestions, de la diarrhée. Aussi cet enchaînement de causes et d'effets se continuant imperturbablement, sa constitution, fût-il né très-robuste, n'y résiste pas, s'ébranle, s'altère, l'enfant devient débile, malingre, rachitique, et meurt, parce qu'il a manqué d'air respirable autour de son berceau.

La superposition des couvertures au-dessus de sa poitrine, a d'autres conséquences fâcheuses pour l'enfant. Excité à transpirer par la chaleur, il est prédisposé aux rhumes, aux enchifrènements, au croup et aux autres graves maladies du jeune âge, contre lesquelles il est de plus en plus désarmé, à mesure qu'il est affaibli par une hygiène à contre-sens.

Pour justifier cette pratique, dont nous espérons avoir démontré les dangers, les parents objectent qu'ils ont besoin de protéger le petit être naissant contre le froid.

Nous ne méconnaissons pas cette nécessité de l'hygiène des enfants : ils ne produisent pas beaucoup de chaleur, ils doivent donc être protégés contre l'abaissement de la température, je ne le conteste pas. Mais c'est par le vêtement que ce résultat doit être obtenu, c'est par l'apport d'une température artificielle dont ses petits membres doivent être entourés, au moyen de l'eau bouillante dans des cruchons ou des récipients métalliques, et non en empêchant l'air respirable de se renouveler autour de lui. Que penserait-on d'un individu qui, pour éviter le froid, s'emprisonnerait volontairement le visage dans un masque sans orifices? N'infligeons donc pas à l'enfance le supplice de l'asphyxie et le danger du non-renouvellement de l'air respirable que nous savons si soigneusement, par instinct, éviter pour nous.

Cette fonction de la respiration nous entraînerait à d'autres développements si nous ne devions nous limiter. Cependant, il nous est impossible de ne pas protester une fois de plus, à l'occasion d'une séance publique de l'Académie, contre les dangers qui résultent, pour nos enfants, comme pour nous, de la viciation volontaire de l'air respirable.

Nous avons dit que l'air que nous emprisonnons autour du berceau de nos enfants, était dans les appartements où il n'est pas assez renouvelé, vicié à la deuxième puissance. Mais, si celui qui nous vient du dehors est déjà fortement altéré dans ses éléments, c'est à la troisième puissance d'infection qu'il sera mis en contact avec nos poumons. Or, c'est là notre régime habituel dans notre bonne ville de Toulon. L'eau qui ruisselle de toutes parts dans nos rues est non-seulement perdue pour la production rurale, mais elle est une excitation perpétuelle et permanente au jet des matières excrémentitielles qui blessent également la vue et l'odorat, et vont, après avoir empesté partout l'air sur leur passage, s'accumuler dans une darse à eaux stagnantes, pour y préparer la peste et le choléra.

Cet empoisonnement est volontaire, car il dépendrait de nous d'en supprimer les causes. Si toute notre population savait les maux et la ruine qui résultent pour sa santé, pour ses finances, de la non-utilisation par l'agriculture de ces matières, si fertilisantes quand elles sont confiées au sol, si dangereuses quand elles sont abandonnées à la fermentation à l'air libre, voici ce qui en résulterait : non-seulement la solution de ce problème serait l'objectif capital de l'administration municipale, mais encore les mesures de police édictées dans ce but, seraient accueillies avec reconnaissance, et facilitées avec empressement, au lieu de rencontrer comme aujourd'hui l'indifférence et l'hostilité.

Revenons, pour en finir avec ce sujet, au cercle où s'exerce souverainement la volonté individuelle, à la maison, à l'appartement, où il dépend de nous d'agir sur l'air respirable. Que trouvons-nous dans les salons des ménages riches et même dans la chambre à coucher? des fleurs, de la verdure, des parfums. Il nous faut un certain effort pour protester contre cette habitude, née des instincts les plus exquis de la femme, qui recherche partout autour d'elle l'élégance, l'harmonie, la beauté. Nous sommes portés à l'indulgence pour ces ornements éphémères et gracieux de nos logements de ville, qui nous donnent encore un souvenir de la campagne où nous les avons butinés, où nous voudrions vivre. Mais nous serons impitoyables pour les odeurs de parfumerie qui s'exhalent des pommades, des coffrets et des vêtements.

Toutes les odeurs en effet vicient l'air, non-seulement à la manière de l'acide carbonique, impropre à la respiration, mais encore et surtout comme les composés volatils hydrocarbonés qui ayant une action toxique sur le système nerveux, engendrent fatalement les migraines, les spasmes, les fièvres nerveuses et consomptives, contre lesquelles le principal remède est le renouvellement d'un air pur et la gymnastique intelligente de la respiration.

Or, avec certaines précautions, il est possible encore d'orner de fleurs et de verdure nos appartements. Si l'air extérieur y circule abondamment, si surtout on a soin de ne les point laisser séjourner la nuit dans la chambre à coucher, le danger en est nul ou presque insignifiant. Mais les parfums de toilette nous accompagnent partout ; mais les pommades, les poudres, les eaux cosmétiques, nous poursuivent jusque dans l'alcôve, et l'on peut dire que la femme à la mode, ignorante et légère, porte avec elle sa fabrique de migraines, de vapeur et de dépérissement, dont elle fait largement part à son entourage le plus intime. Quoi de plus normal dès lors que ces affreuses névralgies qui surviennent ou s'aggravent au réveil, après toute une nuit d'empoisonnement par l'air chargé des effluves pénétrantes et subtiles de l'art perfide des parfumeurs ? Quoi de plus logique, en définitive, que ce dépérissement de nos populations urbaines, surtout parmi les classes aisées, punies de leur ignorance, et envahies en dépit du bien-être et de l'alimentation la plus réparatrice, par la scrofule et le rachitisme.

Une cause plus fréquente qu'on ne croit de la viciation et de l'intoxication de l'air, procède encore directement de ce fléau que nous devons tous nous attacher à combattre : l'ignorance.

Dans un appartement non pourvu de cheminée, comme on en rencontre fréquemment dans les pays chauds, il arrive, lorsque le froid sévit exceptionnellement, qu'on cherche à le réchauffer par des moyens artificiels. Les Espagnols et les Levantins usent, dans ce but, d'un appareil des plus dangereux, le *brasero*, large bassine garnie de charbons incandescents ou de braise du foyer. De ces récipients se dégagent non-seulement de l'acide carbonique, impropre à la respiration, mais encore du gaz oxyde de carbone qui a des propriétés toxiques ; on a constaté de véritables asphyxies produites par ces appareils.

A Toulon, j'ai vu maintes fois et récemment encore, pendant l'épidémie de rougeole de cet hiver, des enfants enfermés dans une alcôve, avec une chaufferette remplie de braise. Je suis arrivé à temps pour prévenir une asphyxie imminente, mais souvent des morts inattendues ont été produites par la méconnaissance des lois les plus élémentaires de l'hygiène.

Il m'a semblé nécessaire de signaler ce grave danger.

Je me hâte d'ajouter que bien des causes d'infection par d'autres appareils que ceux de la respiration, viennent concourir à cette viciation, presque inconnue des robustes populations des campagnes et surtout des forêts. Il nous faudrait, pour les étudier toutes, embrasser toute la matière de l'hygiène, et empiéter même sur le domaine de la médecine proprement dite. Forcés de nous circonscrire, nous terminerons par quelques considérations sur le régime alimentaire des enfants.

L'une des erreurs qui m'ont le plus choqué depuis que j'exerce ma profession, c'est la prétention des personnes qui soignent la première enfance, de substituer leurs pratiques souvent dangereuses, toujours à contre-sens, aux instincts du baby et aux conditions normales de l'allaitement maternel.

Ce dont l'enfant a besoin, lorsqu'il vient au monde, c'est de chaleur, nous avons vu comment il faut y pourvoir ; et de nourriture. Déterminons quelle est celle qui lui convient le mieux.

La réponse semble facile et tout le monde a déjà répondu : le lait de la mère ; erreur.

Autour du lit de misère s'agite tout un monde d'officieux et d'ignorants. Dans ce domaine confus de la médecine des commères, toutes les hardiesses sont tolérées, toutes les excentricités admises, toutes les traditions respectées. A ces petites lèvres roses qui s'entr'ouvent, la garde propose sa manne légendaire ou son petit purgatif, pour évacuer le méconium — et puis, en attendant que la mère ou la nourrice ait le lait, qu'on veut bien considérer comme la meilleure nourriture, on donne au pauvre petit être, un peu de pain cuit, un peu de bouillie de gruau d'avoine ou d'orge — et l'on s'étonne que le baby ait de la colique, des aigreurs et peu d'avidité à prendre le sein.

On irrite son appareil digestif qui ne réclame rien, puisque le méconium est son évacuant naturel, d'abord par un purgatif, ensuite par des fécules qui sont aussi lourdes pour l'intestin de l'enfant que le seraient les aliments les plus grossiers, les plus indigestes, pour l'estomac de l'adulte, et l'on s'afflige de voir survenir les maladies que l'on a appelées ; l'on serait tenté de s'en prendre à toute la création de voir se dérouler les conséquences logiques des erreurs d'hygiène que l'on a prodiguées autour de ce berceau. Hâtons-nous donc de tracer les préceptes et de déterminer les lois de l'alimentation de l'enfant.

Pas de remèdes préventifs pour ce petit être, qui doit être présumé bien portant quand il vient au monde. Laissons-le évacuer par les seules forces prévoyantes de la nature, le méconium, matière bilieuse accumulée dans l'intestin pendant la vie au sein de la mère.

Pas de nourriture artificielle. Le premier besoin de l'enfant venu au monde, c'est de respirer. L'appétit ne s'éveille en lui que plus tard et l'enfant peut impunément se passer de prendre le sein pendant 24 et 36 heures, s'il naît robuste et bien alimenté par le sang de la mère, d'où il a tiré son développement embryonnaire.

Quand le besoin de s'alimenter se manifeste pour l'enfant, il doit être présenté au sein maternel. Le premier lait qu'il en tire a des propriétés spéciales, indispensables au bon équilibre de la digestion. Le lait de la mère est le meilleur aliment pour le nouveau-né, parce qu'il est naturellement composé des proportions de matières nutritives les mieux appropriées aux besoins de cette jeune organisation. Voilà pourquoi les enfants nourris par leur mère sont, toutes choses égales d'ailleurs, mieux portants, plus robustes, plus faciles à vivre que ceux qui sont confiés à des bras mercenaires. Nous savons que toutes les mères n'ont pas le bonheur de pouvoir nourrir ; nous avons vu de pauvres jeunes femmes malades ou d'une organisation morbide, renoncer avec d'inexprimables déchirements à ce bonheur qu'elles avaient rêvé, de nourrir de leur lait, l'enfant qu'elles avaient formé de leur plus intime substance. Mais à part ces exceptions, moins nombreuses qu'on ne croit, l'allaitement maternel est non-seulement le meilleur pour l'enfant, mais encore et surtout, il imprime aux organes maternels, par l'évolution naturelle que subit l'appareil lactifère, une série d'actes harmoniques qui concourent à rétablir l'équilibre et à maintenir la santé. La femme qui allaite son enfant, malgré la fatigue qui résulte de cette dépense incessante d'elle-même, se porte infiniment mieux que celle qui doit renoncer à ce devoir et à ce bienfait.

Avons-nous assez insisté sur le danger des nourritures artificielles dont on se plaît à bourrer le nouveau-né? Non, à notre avis, et nous devons finir par une anecdote, notre trop longue revue.

Une jeune mère désirait avec passion allaiter son enfant. Le lendemain de sa délivrance, je la trouve toute en larmes tenant inutilement pressée contre sa généreuse mamelle, une belle petite fille que malgré la patience la plus ingénieuse elle ne parvenait pas à déterminer à têter. Je vais aux enquêtes et j'apprends, qu'en attendant la montée naturelle du lait, on a cru devoir, sans me consulter, donner à baby plusieurs cuillerées d'une petite purée de pain si claire, si claire, que ce n'était quasiment que de l'eau. J'eus de la peine à apaiser l'inconsolable jeune mère en lui expliquant que, rassasiée de pain cuit, l'enfant n'avait nulle envie légitime de se donner la peine de tirer le lait de son sein. Mais elle se rendit peu à peu à mes raisons, et lorsque la digestion de la bouillie fut faite, tant bien que mal, baby se mit à l'œuvre et apaisa la douleur maternelle en s'acquittant de son devoir.

Que penser de l'étonnement de la mère et des erreurs de son entourage ? Que penser surtout des pratiques qui suivent celles que nous venons de blâmer ? Le pain cuit devenant le grand générateur des entérites et du carreau, sous prétexte que l'enfant crie et n'est pas satisfait quand on le limite au lait maternel. Heureux encore le pauvre enfant s'il n'est pas condamné, dès les premiers jours, au café au lait ou à la tisane.

Pendant le cours de l'allaitement, si une cause quelconque vient rendre le lait maternel insuffisant, c'est au lait des animaux qu'il convient de demander un supplément de nourriture pour l'enfant. La mère devra rapprocher ce lait de la composition du sien, en y ajoutant soit un peu d'eau sucrée s'il est trop crémeux, soit un peu de bouillon de bœuf, et c'est encore à ce dernier mélange qu'elle devra recourir lors du sevrage, pour remplacer l'allaitement de la nuit.

www.ingramcontent.com/pod-product-compliance
Ingram Content Group UK Ltd.
Pitfield, Milton Keynes, MK11 3LW, UK
UKHW012311240726
13966UKWH00005B/1794